DE LA

REVACCINATION

PAR

Le Docteur **C. BINAUT**

Professeur à l'Ecole de Médecine

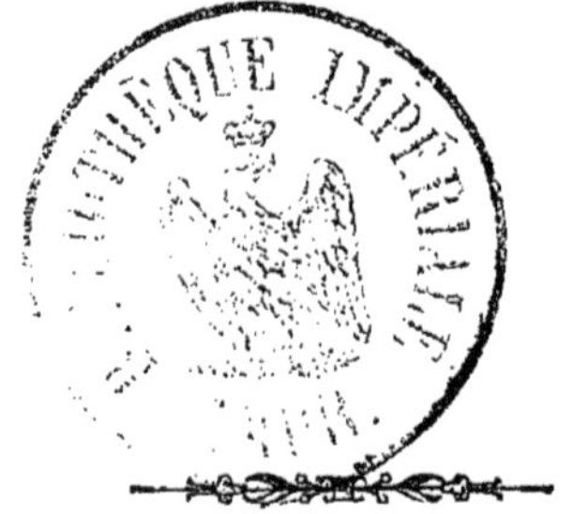

LILLE

IMPRIMERIE DE LEFEBVRE-DUCROCQ

Rue Esquermoise, 57

1865

DE LA
REVACCINATION

Par le Dr C. Binaut

Professeur à l'école de Médecine

La question des revaccinations n'est pas seulement à l'ordre du jour de la Société de médecine du Nord ; elle préoccupe à juste titre le corps médical tout entier et ce n'est certes pas sans raison, car si j'en juge par les opinions diverses que j'ai entendu émettre sur ce sujet par les personnes du monde et même par des médecins distingués, la lumière est loin d'être faite dans cette matière. C'est ainsi que pour l'un la revaccination est parfaitement inutile ; que pour l'autre elle est dangereuse; qu'elle attire, non seulement sur le patient, mais encore sur son entourage la cruelle maladie qu'il s'agit précisément de conjurer. Pour un troisième cette petite opération préventive n'est utile que chez les adultes et non chez les adolescents, ou encore seulement chez les derniers et pas chez les individus plus avancés en âge, etc.

Ayant donc eu occasion de pratiquer dans un seul établissement et sur des personnes de tout âge un assez grand nombre de revaccinations, j'en ai profité pour chercher à élucider ces différentes opinions et afin de rester dans les meilleures conditions possibles je me suis efforcé d'oublier ce que je savais sur ce sujet et me suis interdit pendant le cours de ce travail la lecture de ce qui a été publié dans ces derniers temps, sur cette question intéressante.

Voici quelques tableaux statistiques qui résument mes recherches.

272 personnes, toutes du sexe féminin ont été revaccinées dans l'établissement dont je viens de parler.

Elles étaient âgées :

1	de	10 ans.
1	de	11 —
5	—	12 —
18	—	13 —
21	—	14 —
40	—	15 —
29	—	16 —
18	—	17 —
5	—	18 —
4	—	19 —
1	—	20 —

} 143 personnes âgées de 10 a 20 ans.

3	de	21 ans.
8	—	22 —
5	—	23 —
3	—	24 —
4	—	25 —
5	—	26 —
3	—	27 —
8	—	28 —
5	—	29 —
6	—	30 —

} 50 personnes âgées de 21 à 30 ans.

2	de	31 ans.
6	—	32 —
6	—	33 —
2	—	34 —
2	—	35 —
4	—	36 —
6	—	38 —
3	—	39 —
1	—	40 —

} 32 personnes âgées de 31 à 40 ans.

103   193

$$
\left.
\begin{array}{lll}
2 & \text{de} & 41 \text{ ans.} \\
9 & — & 42 — \\
2 & — & 43 — \\
1 & — & 44 — \\
4 & — & 45 — \\
3 & — & 46 — \\
3 & — & 47 — \\
3 & — & 49 — \\
5 & — & 50 —
\end{array}
\right\} \quad 32 \text{ personnes âgées de 41 à 50 ans.}
$$

$$
\left.
\begin{array}{lll}
2 & \text{de} & 51 \text{ ans.} \\
2 & — & 52 — \\
2 & — & 53 — \\
2 & — & 54 — \\
2 & — & 55 — \\
1 & — & 58 — \\
3 & — & 59 —
\end{array}
\right\} \quad 14 \text{ personnes âgées de 51 à 60 ans}
$$

1 de 67 ans.   1 personne âgée de 67 ans.

Total. 272   Total. 272 personnes.

Toutes les revaccinations ont été faites pendant les quinze derniers jours du mois de décembre dernier (1864) à l'aide de six piqûres pour le vaccin ordinaire et de trois seulement avec le cow-pox.

La revaccination a eu lieu :
De bras à bras . . . . 125 fois.
Avec du vaccin conservé sur verre . . . . . 140 fois.
Avec le cow-pox. . . . . 7 fois.

272

Les revaccinations de bras à bras ont été faites avec du vaccin pris sur une personne adulte *revaccinée* avec succès ; le vaccin conservé provenait tantôt de la même source, tantôt d'un nouveau-né.

Bien que faite dans une saison considérée comme peu favorable par les vaccinateurs,

La revaccination a eu un plein succès chez 66 personnes et elle a été sans succès chez. 206

Total . . . 272

Ce qui nous donne un succès sur 4,121 vaccinations.

Deux ou trois jeunes filles revaccinées sans succès, l'ont été avec succès vingt à trente jours plus tard; elles ne figurent pas dans nos tableaux.

Voici comment se décomposent ces succès quant à la manière dont la revaccination a été faite :

Les 125 revaccinations de bras à bras ont donné 43 succès
Les 140 — avec du vaccin conservé sur verre 23 —
Les 7 — avec du cowpox- conservé sur verre 0 —

66

Ou dans le premier cas, un succès sur 2,900 revaccinations.

Et dans le second cas, un succès sur 6,008 revaccinations.

La revaccination réussit donc plus souvent et, comme on le verra plus loin, donne aussi un plus grand nombre de pustules, lorsqu'elle est faite de bras à bras que lorsqu'elle a lieu avec du vaccin conservé sur verre, même quand celui-ci est du cowpox. En effet on voit que dans le premier cas nous avons obtenu 1 succès sur 2,900, dans le second seulement 1 sur 6,008 et que dans le troisième nous avons complètement échoué.

J'ai l'habitude cependant d'envelopper les verres portant du vaccin avec une feuille fraiche quelconque, de vigne, de choux, de laitue, etc., suivant la saison. Aussi le vaccin qui m'a servi était-il toujours liquide au moment de la revaccination. Je recommande en passant, cette méthode aux vaccinateurs et surtout aux conservateurs officiels du vaccin. Cette précaution n'ayant pas été prise pour le cow-pox, qui était très abondant mais fort sec, il n'a donné aucun succès bien qu'employé sur deux enfants et cinq adultes. Je suis très disposé à penser que ces incuccès tiennent à la circonstance que je viens de signaler. Ce cow-pox avait été envoyé de Cassel, par notre collègue M. Windrif.

Il m'a paru curieux de rechercher, non seulement le nombre de pustules obtenues sur chaque personne revaccinée avec succès, mais encore ce même nombre lorsque l'opération a eu lieu de bras à bras ou avec du vaccin conservé. Voici le résultat de mes investigations :

L'ensemble des revaccinations faites avec succès, a donné lieu :

à 1 pustule chez 29 personnes
à 2 pustules — 14 —
à 3 — — 20 —
à 4 — — 3 —
} 129 pustules pour 66 personnes ou 1,955 pustule par personne.

Total. 66 personnes.

Les revaccinées de bras à bras avec succès ont présenté

1 pustule chez 16 personnes
2 pustules — 10 —
3 — — 14 —
4 — — 3 —
} 90 pustules pour 43 personnes ou 2,009 pustule par personne.

Total. 43 personnes.

Les revaccinées avec succès à l'aide du vaccin conservé ont donné

1 pustule chez 13 personnes
2 pustules — 4 —
3 — — 6 —
} 39 pustules pour 23 personnes ou 1,695 pustule par personne.

Total. 23 personnes.

L'avantage a donc été encore pour la vaccination opérée de bras à bras, puisque chaque personne, dans ce cas, a eu

2,009 pustules, tandis que le vaccin conservé n'en a donné
que 1,695, la moyenne générale étant de 1,955 par personne.

Quelques médecins, pour décider de la nécessité d'une revaccination ayant semblé attacher de l'importance, sous ce rapport,
à l'existence et l'accentuation des anciennes cicatrices, j'ai
cherché à élucider cette question.

Les cicatrices résultant du premier vaccin n'ont été explo-
rées que sur 151 personnes :

Il en existait 1 chez 34 personnes
    2 — 30 —
    3 — 34 —   336 cicatrices pour 126
    4 — 12 —   personnes ou 2,266 par
    5 — 4 —   personne.
    6 — 12 —

Elles étaient douteuses chez 25 personnes 25 cicatrices douteuses
                sur 151 personnes.

Total 151 personnes.

Les cicatrices du premier vaccin examinées particulièrement
chez les personnes revaccinées avec succès étaient :

Au nombre de 1 chez 14 personnes
— — — 2 — 15 —
— — — 3 — 12 — 154 cicatrices anciennes
— — — 4 — 4 — chez 55 personnes ou
— — — 5 — 2 — 2,854 par personne.
— — — 6 — 8 —

Elles étaient douteuses chez 11 — Douteuses chez 11.

Total. 66 personnes.

Ces cicatrices étaient très marquées, déprimées, gauffrées
chez 46 personnes, peu marquées chez 9 et, comme je l'ai
dit, douteuse chez 11 personnes.

Il résul e clairement de ce dernier tableau que l'existence de ces cicatrices, si accentuées qu'elles soient, ne prouve nullement que la revaccination est inutile chez les sujets qui les portent. On peut voir aussi, en comparant le nombre de cicatrices anciennes avec le nombre de nouvelles pustules, que ce dernier est moins considérable ; ce fait s'explique par cette raison qu'à la première vaccination le virus a agi sur un terrain vierge et qu'à la seconde il a trouvé un terrain plus ou moins profondément modifié par cette première vaccination. La même explication pourra s'appliquer tout à l'heure à cet autre fait, à savoir que les cicatrices provenant de la seconde vaccination sont en général moins marquées, moins profondes, moins gauffrées, moins étendues que celle de la première.

Les cicatrices résultant de la revaccination, examinées au commencement de mars, deux mois et demi après l'opération, présentent une légère rougeur ; quelques unes commencent à blanchir et à présenter un aspect nacré; il est à remarquer qu'elles ont en général une étendue moins considérable que celles du premier vaccin; elles sont aussi moins gauffrées et les enfoncements indiquant le nombre de cellules de la vési-cule sont notablement moins apparentes.

Voici le classement des cicatrices résultant de la revac-cination;

Elles sont : peu apparentes chez 8 personnes.
              apparentes   — 16   —
              bien apparentes — 36   —
              très apparentes —   6   —
                    Total. 66 personnes.

Le tableau suivant va nous faire voir ce qu'il faut penser de l'erreur qui consiste à dire que la revaccination n'est guère utile que chez les jeunes gens.

Des 66 personnes revaccinées avec succès:

2 étaient âgées de 13 ans
1 — — — 14 —
4 — — — 15 — } 17 succès sur 143 revaccinées
2 — — — 16 — de 10 à 20 ans ou 1 succès sur
4 — — — 17 — 8,401 revaccinées.
3 — — — 18 —
1 — — — 19 —

1 — — — 21 ans
1 — — — 22 —
1 — — — 23 —
1 — — — 24 — 18 succès sur 50 revaccinées
3 — — — 26 — de 21 à 30 ans ou 1 succès
1 — — — 27 — sur 2,777 revaccinées.
3 — — — 28 —
1 — — — 29 —
6 — — — 30 —

1 était âgée de 31 ans
1 — — — 32 —
4 — — — 33 — 14 succès sur 32 revaccina-
2 — — — 35 — tions de 31 à 40 ans ou 1
1 — — — 36 — succès sur 2,280 revaccina-
3 — — — 38 — tions.
2 — — — 39 —

2 — — — 41 ans
3 — — — 42 — 13 succès sur 32 revacci-
2 — — — 45 — nations de 41 à 50 ans ou 1
1 — — — 46 — succès sur 2,401 revaccina-
2 — — — 49 — tions.
3 — — — 50 —

_____
32

82

				52 ans	4 succès sur 14 revaccina-
1	—	—	—	54 —	tions de 51 à 60 ans ou 1
1	—	—	—	58 —	succès sur 3,500 revaccina-
1	—	—	—	59 —	tions.

1 personne de 67 ans a été revaccinée sans succès.

66 personnes   66 succès sur 272 revaccinées.

Nous croyons pouvoir conclure d'une manière générale de ce tableau que la revaccination est d'autant plus nécessaire que l'âge est plus avancé, résultat assez naturel, mais contraire à l'opinion dont je parlais il y a un instant, opinion encore très répandue dans le monde. Il prouve encore, que l'influence préservatrice du vaccin s'épuise graduellement et plus ou moins rapidement suivant les individus. Disons toutefois qu'en prenant les choses dans toute leur rigueur, il ressort de ce tableau que des individus vaccinés autrefois avec succès les plus exposés à la variole sont ceux âgés de 31 à 40 ans ; puis viennent ceux de 41 à 50 ans, de 21 ans à 30 ans, de 50 à 60 ans et que les moins exposés sont ceux de 10 à 20 ans.

Chez les 66 revaccinés avec succès tous les boutons ont apparu du troisième au quatrième jour ; le septième ou huitième ils présentaient les caractères ordinaires du vaccin, c'est à dire une pustule ombiliquée, d'un blanc mat, entourée d'une aréole circonscrite, d'un rouge vif, d'un diamètre de 5 à 10 et même 20 millimètres ; plus tard, apparait une croûte circulaire, dure, d'un brun foncé d'abord, puis se rétractant, prenant bientôt une coloration noire et se détachant enfin du vingt au vingt-cinquième jour. Dans un cas, cette croûte ne s'est détachée que le quarante-septième jour.

Des 66 personnes revaccinées avec succès, quelques unes ont éprouvé de la démangeaison au bras ; ce prurit a paru dans quelques cas dès le second jour, bien qu'il n'y eut aucune apparence d'inflammation ; le plus souvent il coïncidait avec l'apparition de la pustule vaccinale et celle-ci s'est trouvée quelquefois altérée par l'action du frottement. Plusieurs ont accusé, pendant cette période d'incubation des frissons irréguliers.

Dix personnes, 1 sur 6,67 ont éprouvé des accidents un peu plus sérieux et consistant dans de la fièvre, une tuméfaction considérable et étendue du bras qui les forçait a garder le lit pendant quelques jours ; l'une d'elles revaccinée avec du vaccin conservé sur verre éprouve encore aujourd'hui, plus de deux mois après l'opération, des élancements dans les cicatrices ; une autre présente des ganglions sous-axillaires ; une troisième des bulles de pemphigus, mais seulement trente-cinq jours après la revaccination et dont par conséquent elles peuvent être indépendantes. Voici du reste une petite observation qui donnera une idée des phénomènes éprouvés par les personnes atteintes de cette petite fièvre vaccinale.

Madame X., 28 ans, est revaccinée le vendredi à une heure du soir.

Dans la nuit du samedi au dimanche surviennent des frissons irréguliers non suivis de chaleur ni de sueur.

Dans la matinée du dimanche, continuation des frissons; ils reviennent encore le soir accompagnés cette fois d'un malaise général. La nuit suivante est bonne cependant.

Mercredi apparition d'un élevure rouge et dure au bras, avec douleur localisée dans le point enflammé.

Jeudi la vésicule vaccinale se développe, est ombiliquée et d'un blanc mat, toujours douleur locale assez vive.

Vendredi augmentation de la vésicule ; continuation de la douleur. On prend du vaccin. — La nuit suivante est mauvaise, Il y a de l'insommie, une douleur continuelle et vive dans le bras, que la malade compare à l'arrachement d'une plaie; l'érithème est étendu, la chaleur assez grande avec malaise général.

Le samedi les douleurs sont moins prononcées et intermittentes.

Le Dimanche elles diminuent encore.

Examinée de nouveau le lundi, l'aréole est encore rouge,

d'un centimètre de diamètre seulement, couverte d'un croûte dure, sèche, noire. Il y a encore de temps en temps quelques douleurs dans le bras malade.

De ces dix personnes ayant éprouvé des accidents à la suite de la revaccination,

7 avaient été opérées de bras à bras,

3 l'avaient été avec du vaccin conservé sur verre et provenant quelquefois d'un enfant nouveau-né.

Total. 10 personnes

Comment expliquer cette différence? Le vaccin pris de bras à bras était-il plus énergique? a-t-il été absorbé en plus grande quantité ou a-t-il trouvé toujours un terrain mieux préparé? l'autre avait-il perdu de sa force, soit par évaporation, soit par une espèce de fermentation due au contact de l'air, soit autrement, ou le terrain était-il plus favorablement disposée à le recevoir? Toujours est-il qu'on peut tirer cette conséquence que le vaccin provenant d'une personne revaccinée, a autant d'énergie que celui d'une première vaccination. C'est encore un résultat qui paraissait douteux à beaucoup de médecins.

Ces dix malades était âgées :

1 de 22 ans.
1 — 27 —   4 de 21 à 30 ans sur 18 revaccina-
1 — 28 —   nations opérées avec succès (1 sur 4,50)
1 — 30 —

1 — 33 —   3 de 31 à 40 ans sur 14 revaccina-
2 — 38 —   tions (1 sur 4,66)

1 — 45 —   2 de 41 à 50 ans sur 13 revacci-
1 — 50 —   tions (1 sur 6,50)

1 — 52 —   1 de plus de 51 ans sur 4 revaccinations (1 sur 4,00)

Total. 10 personnes.

L'état des cicatrices, tant anciennes que nouvelles observées chez ces 10 malades étaient : les anciennes

peu apparentes chez 4 personnes.
apparentes   —   3   —
bien apparentes —   2   --
très apparentes —   1   —

Total.   10 personnes.

Les nouvelles cicatrices étaient :
peu apparentes chez 1 personne.
apparentes   —   3 personnes.
bien apparentes —   6   —

Total.   10 personnes.

Il semble donc, qu'en général, là où les anciennes cicatrices sont peu marquées, les nouvelles le sont plus ; ce qui prouve encore que le terrain était mieux préparé chez ces dix personnes et cela probablement parce qu'il l'était moins lors de la première vaccination, laquelle a laissé des traces indélébiles peu accentuées.

Ainsi, parmi les personnes revaccinées le même jour, avec le même vaccin, soit de bras à bras, soit avec du virus conservé, les unes le sont avec succès, les autres sans succès ; de ces dernières quelques unes l'ont été avec succès deux ou trois semaines plus tard. Des revaccinées avec succès le plus grand nombre n'éprouve aucun phénomène morbide autre que l'apparition des pustules ; il en est d'autres qui en éprouvent de légers ; très peu ont été affecté de la fièvre vaccinale. La chûte des croûtes, laisse, ici des cicatrices petites, peu marquées ; là des traces gauffrées, enfoncées, mais toutes également indélébiles. A quoi tiennent toutes ces différences ? faut-il admettre que lorsque la revaccination a donné lieu à des phénomènes morbides prononcés, l'individu qui les a subis·

était exposé, dans certaines conditions déterminées à contracter une variole plus ou moins grave? que lorsque l'opération a réussi sans amener ces phénomènes, la varioloïde seule était à craindre et enfin que les personnes qui ont été réfractaires à la revaccination n'avaient à redouter ni l'une ni l'autre de ces maladies? Les faits que j'ai observés me paraissent justifier cette manière de voir pour les deux premiers cas; chez les réfractaires l'insuccès peut tenir à la qualité, à l'ancienneté du vaccin.

Quoi qu'il en soit, on ne peut guère accuser de ces différences que deux causes, la disposition du terrain sur lequel le virus est implanté au moment de l'opération et la qualité, l'activité du vaccin employé. La disposition du terrain, la receptivité a une influence évidente, puisque le même virus ne donne pas des résultats identiques chez tous les individus. L'activité, la qualité du liquide n'est pas moins importante à considérer, car on sait que le cow-pox donne des pustules plus grosses, des cicatrices plus accentuées, suscite des phénomènes morbides plus marquées et parait imprégner la constitution plus complètement ; son action s'épuise plus tardivement, si tant est qu'elle s'épuise. Il est même à croire que du vaccin pris sur un enfant fort, portant de belles pustules, préservera mieux, a receptivité égale, que celui recueilli dans des conditions moins favorables. Mais, d'une manière générale, il nous parait évident que plus nous nous éloignons de l'époque qui a assisté à la belle découverte de Jenner, plus la variole tend à recommencer ses ravages. Est-il téméraire de conclure de ces faits que le cow-pox, à force d'avoir passé par des organismes sans nombre, a perdu quelque chose de sa vertu préservatrice? Et si cela est évident que nous reste-il à faire, à nous médecins? A revenir à la source première, au cow-pox spontané, à celui que Jenner a trouvé primitivement sur le pis de la vache. Mais ici il faut s'entendre, ; il ne me parait pas indifférent de se servir de tel ou tel cow-pox car aujourd'hui nous en avons deux, celui qu'on trouve de loin en loin sur des vaches chez lesquelles il s'est développé spontanément, ou plutôt a été inoculé accidentellement par des palefreniers et celui qu'un médecin de Naples, fait passer depuis 25 ans d'une génisse à une autre génisse ; c'est ce dernier que M. Lanoix a importé récemment à Paris. Or, ce dernier cow-pox ne nous semble pas mériter la confiance du premier ; car, lui aussi, a passé par un grand nombre d'organismes et dans ces pérégrinations successives a pu perdre quelque chose de ses qualités préservatrices et de son activité primitive.

Nous pensons donc qu'une mesure plus efficace et qui nous parait devenir de plus en plus urgente, serait de chercher à renouveler de temps en temps le vaccin en recourant, le plus souvent possible, à sa véritable origine. Un moyen simple d'obtenir ce résultat serait de créer des primes importantes pour tout médecin, vétérinaire, ou fermier qui découvrirait le cow-pox spontané et le ferait reconnaître par des hommes spéciaux chargés de ce soin ; ce cow-pox serait recueilli soigneusement et envoyé aux vaccinateurs officiels, qui à leur tour recuilleraient le vaccin qui en proviendrait pour le propager jusque dans la plus petite bourgade. Il ne nous parait pas douteux que cette mesure ne soit efficace et n'amène un renouvellement fréquent du vaccin par toute la France. Et si le cow-pox que j'appelle spontané était trop rare, il y aurait à voir s'il ne faudrait pas chercher, par l'intermédiaire du cheval, le moyen de le faire naître à volonté.

L'établissement où ont eu lieu nos revaccinations compte une population de 500 personnes, mais du même sexe ; un certain nombre de jeunes filles ont été revaccinées dans leurs familles ; d'autres l'ont été par plusieurs de nos collègues ; quelques unes enfin n'ont pas été revaccinées, leurs parents en ayant été dissuadés par leurs médecins. Ce dernier fait prouve l'utilité de la statistique qui précède. Il sert encore a annihiler cette autre erreur dont j'ai parlé en commençant, à savoir que la revaccination avait du danger, soit pour le vacciné lui-même, soit pour son entourage. En effet, depuis plus de quatre mois que les petites opérations ont eu lieu, il n'y a pas eu un seul cas, soit de variole, soit de varioloïde dans l'établissement dont il s'agit, et cependant ces maladies sont assez nombreuses dans le quartier où il se trouve situé.

Avant de terminer, Messieurs, permettez-moi de soulever encore une question et de relater ensuite une petite observation à ajouter à un certain nombre d'autres que possède déjà la science.

La question est celle-ci : Existe-t-il des personnes à tout jamais réfractaires à la vaccine ? Voici un fait qui répond affirmativement pour une certaine période.

Une dame de mes clientes âgée de 30 ans, a été vaccinée quatorze fois sans le moindre succès et cela tantôt de bras à bras, tantôt avec du vaccin conservé. Je l'ai vaccinée encore il y a quelques mois, de bras à bras, avec le vaccin de son dernier enfant. J'ai cru devoir l'engager à se faire vacciner encore de temps en temps. Ses quatre enfants ont été vaccinées avec succès, mais chez l'une il a fallu répéter l'opération trois ou quatre fois.

Voici maintenant l'observation d'un enfant enlevé par une variole débutant huit jours après une vaccination faite avec succès. Toutefois la gravité de la maladie et sa terminaison funeste s'expliquent par l'âge du petit malade.

La fille Sophie E., âgée de 27 ans, fileuse, entre à la Maternité le 7 mars dernier, à 5 heures, en travail depuis le matin. Elle accouche dans la soirée. Au moment de l'entrée elle accuse une douleur lombaire assez vive, du malaise et on constate que la peau est brûlante. Ces phénomènes sont attribués au travail qui est déjà avancé.

Le lendemain, 8 mars, la chaleur de la peau a augmenté, la langue est sèche; il y a de la fièvre. La rachialgie est encore prononcée et elle éprouve de plus de la douleur à la gorge où on remarque un pointillé très apparent.

Le bras gauche porte *deux cicatrices vaccinales* bien marquées mais peu gauffrées.

Le 9 la variole est évidente et se développe les jours suivants, confluente par endroits à la face et aux mains, l'éruption est discrète partout ailleurs. Elle ne paraît pas devoir présenter une grande gravité et en effet cette fille sort bien guérie le 3 avril.

Dès l'apparition de cette variole modifiée on se met en quête de vaccin pour le nouveau-né et les autres enfants qui se trouvent dans mon service. Celui dont il s'agit ne peut être vacciné que le 14 mars, cinq jours après l'apparition des premières pustules chez la mère. Cette opération donne une belle pustule ombiliquée. Néanmoins la variole apparaît, confluente aussi sur la face et les mains, le 22, huit jours après la vaccination et l'enfant meurt cinq jours plus tard, le 27 mars.

Des tableaux statistiques qui précèdent et des considérations dont nous les avons fait suivre, nous croyons pouvoir tirer les conclusions suivantes :

1º La revaccination a donné un grand nombre de succès, bien que faite à une époque considérée par les vaccinateurs comme peu favorable ;

2º Ces succès ont été plus nombreux lorsque la petite opération a été faite de bras à bras, que lorsqu'elle a eu lieu avec du vaccin conservé ;

3 «Le nombre de pustules obtenues a été aussi plus considérables dans le premier que dans le second cas ;

4º La revaccination faite avec du virus d'un *revacciné*, réussit aussi bien qu'avec celui d'une première vaccination ; il n'y a pas de raison de penser qu'il est moins préservatif ;

5º Il n'y a aucune différence appréciable entre une première et une deuxième vaccination, sous le rapport de l'incubation, de la marche, du volume des pustules, de l'époque de la chute des croûtes. Il n'en est pas de même du nombre des pustules et de l'accentuation des cicatrices ; dans une première vaccination les pustules sont plus nombreuses et les cicatrices qui leur succèdent plus accentuées, plus gauffrées ;

6° Les anciennes cicatrices, si marquées qu'elles soient ne prouvent pas que la revaccination est inutile ;

7° Les nouvelles cicatrices sont généralement moins marquées, moins étendues que celles provenant de la première vaccination ; les nouvelles le sont d'autant plus que les anciennes le sont moins ;

8° Mais la revaccination a plus de chance de succès lorsque les anciennes cicatrices sont peu prononcées, non que leur accentuation ait diminué mais probablement parce que le premier vaccin était faible ou l'individu peu disposé à le recevoir au moment de la première vaccination ;

9° Quant à l'âge, le plus grand nombre de succès a eu lieu de 31 à 40 ans ; puis de 41 à 50, de 21 à 30, de 51 à 60, et enfin de 10 à 20 ans ;

10° Le plus grand nombre des revaccinées que l'opération a forcé à garder le lit pendant quelques jours, avait été inoculé de bras à bras ; mais l'intensité des phénomènes morbides n'a pas été plus grande chez ces personnes que chez les revaccinées avec du virus conservé sur verre ; la plus malade de toutes l'avait été de cette dernière manière. Ces accidents ont été, du reste, ceux de la fièvre vaccinale, qu'on observe quelquefois à la suite d'une première vaccination ;

11° Jamais aucun accident primitif autre que ceux signalés plus haut, ni aucun accident consécutif de quelque importance, n'a succédé à la revaccination, ni sur les personnes revaccinées elles-mêmes, ni sur celles, *non revaccinées*, se trouvant constamment en contact avec les premières.

12° Il est nécessaire, pour obtenir une immunité plus grande, de chercher, par tous les moyens, à régénérer le vaccin le plus souvent possible, en allant le chercher à sa source.

13° Il est urgent de faire des revaccinations sur une grande échelle ; il serait prudent d'exiger des jeunes gens, au moment de leur entrée dans une institution quelconque, non-seulement la preuve qu'ils ont été vaccinés une première fois, mais un certificat de revaccination.

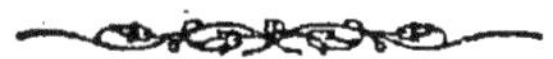